AF403787

ÉTUDES CLINIQUES

DE LA FIÈVRE TYPHOÏDE

ET

DE SON TRAITEMENT

COMMUNIQUÉES A LA SOCIÉTÉ DE MÉDECINE PRATIQUE

PAR

C.-A. CARON

Docteur en médecine, Chevalier de la Légion d'honneur,
Membre de la Société de médecine pratique,
De la Société française d'hygiène, de la Société médicale de l'Oise,
De plusieurs Sociétés médicales et scientifiques françaises et étrangères,
Lauréat de la Société protectrice de l'enfance de Marseille, etc.

PARIS

A. PARENT, IMPRIMEUR DE LA FACULTÉ DE MÉDECINE

29-31, RUE MONSIEUR-LE-PRINCE, 29-31.

1878

ÉTUDES CLINIQUES

DE LA FIÈVRE TYPHOÏDE

ET

DE SON TRAITEMENT

COMMUNIQUÉES A LA SOCIÉTÉ DE MÉDECINE PRATIQUE

PAR

C.-A. CARON

Docteur en médecine, Chevalier de la Légion d'honneur,
Membre de la Société de médecine pratique,
De la Société française d'hygiène, de la Société médicale de l'Oise,
De plusieurs Sociétés médicales et scientifiques françaises et étrangères,
Lauréat de la Société protectrice de l'enfance de Marseille, etc.

PARIS

A. PARENT, IMPRIMEUR DE LA FACULTÉ DE MÉDECINE

29-31, RUE MONSIEUR-LE-PRINCE, 29-31.

1878

ÉTUDES CLINIQUES

DE LA FIÈVRE TYPHOÏDE

DE

SON TRAITEMENT

COMMUNIQUÉES A LA SOCIÉTÉ DE MÉDECINE PRATIQUE

CHAPITRE Ier

ÉTIOLOGIE

Tous les praticiens qui ont pu suivre les discusions académiques récemment engagées sur l'étiologie de la fièvre typhoïde ; tous ceux qui, d'autre part, ont lu attentivement les comptes rendus des différentes sociétés savantes, sont-ils parvenus à se faire une idée de la nature, de la marche et des véritables causes de cette maladie ? Sont-il même arrivés à pouvoir en déduire quelques applications physiologiques ou pathogéniques, capables de leur faire pressentir le but définitif de ces interprétations fantaisistes et foncièrement spéculatives ?

C'est donc pour échapper aux illusions de toutes ces théories, aux séductions de ces artifices de langage, que nous sommes décidé à reprendre aujourd'hui ces études au point de vue essentiellement pratique, nous pourrions ajouter l'observation clinique à la main.

On ne saurait réellement nous contester qu'en dehors des considérations histologiques particulières à l'homme, de celles qui caractérisent les animaux et les plantes, en dépit de l'âge et de leur différenc de position, tous subissent indistinctement et fatalement les influences atmosphériques et climatériques de toutes les périodes saisonnières, les effets de la tension électro-magnétique du terrain sur lequel ils vivent; que ces dernières retentissent d'une façon très-évidente sur l'activité physiologique et physiogénique de chacun d'eux, augmentant, ralentissant, perfectionnant, souvent aussi dénaturant les produits de cette activité fonctionelle organo-génésique, dont les résultats, bons ou mauvais, doivent, tôt ou tard, concourir à l'entretien de la vie, l'améliorer, ou tout au moins en régulariser toutes les périodes.

C'est, à notre avis, dans l'interprétation raisonnée de ces conditions fondamentales, que nous espérons pouvoir expliquer naturellement le retour périodique et les prochaines invasions d'une foule de maladies qui apparaissent presque toujours à des époques déterminées et avec un cortége symptomatique spécial, que favorisent les conditions électro-magnétiques du globe. C'est évidemment en étudiant ces influences spécifiques sur les végétaux, comme sur les animaux et chez nous-mêmes, qu'il deviendra possible de présager le mal, d'en pressentir la marche, la durée et le degré d'indensité relative ou absolue, tout en ne perdant jamais de vue les variétés qui ressortissent infailliblement de la différence des constitutions, des âges, de la force individuelle ; en un mot, de l'idiosyncrasie.

Il n'est pas indispensable d'avoir recours pour cela à l'existence plus au moins problématique d'infiniment petits, de ferment insaisissable, de produits parasitaires, qui, tout semble le démontrer, sont plutôt des effets que des causes.

Nous permettra-t-on, à cette occasion, de nous appuyer sur un fait particulier de physiologie pathologique, relatif à l'ergot du seigle ; les agriculteurs n'ont jamais eu la pensée d'attribuer à ce parasite la maladie de la céréale; ils savent parfaitement tous que cette altération résulte des conséquences de l'humidité d'une saison très-pluvieuse.

D'autre part, les arboriculteurs n'ignorent pas que les scolytes ne s'attaquent généralement aux arbres qu'alors déjà que ceux-ci présentent une altération fondamentale de la séve, qu'ils sont en partie diabétiques.

Et que de praticiens n'ont souvent pu constater, dans les déjections des ivrognes, la présence de ces asticots, qui témoignent d'une façon irréfragable de la fermentation des produits d'une alimentation exagérée, intempérante ; viendra-il jamais à l'idée d'un pathologiste d'attribuer à ces parasites l'altération, le dérangement de la fonction? Tant, au contraire, il est facile de reconnaître que c'est l'insuffiance de l'activité fonctionnelle qui a permis à ces entozoaires de se développer dans ces milieux en fermentation pathogénique.

Nous nous croyons d'autant mieux en droit de soutenir cette thèse que, jusqu'ici, le microscope lui-même n'a pas toujours été en mesure de constater, dans l'air ou dans les eaux, la présence de ces microzymas, de ces principes virulents spécifiques, capables d'infecter tel ou tel organisme plutôt que tel ou tel autre.

Si l'on veut bien y réfléchir en effet, il ne sera pas difficile de reconnaître que chaque organisme, à quelque ordre qu'il appartienne, ne saurait indéfiniment se maintenir au même dégré d'activité physiogénique, conserver sa parfaite et uniforme harmonie fonctionnelle, au milieu des causes infinies qui tendent sans cesse à les modifier, voire même à les anéantir entièrement.

Sans aller bien loin, n'avons-nous pas pour preuve les excès relatifs ou absolus de toutes natures qu'à tous les âges on se permet et à chaque instant ?

Chez les enfants à la mamelle, cette intempérance consiste dans la présentation intempestive et immodérée du sein ou du biberon; dans l'administration d'aliments supplémentaires que les mères et les nourrices se plaisent à accorder inconsidérément, par le fait de l'ignorance et d'une sensiblerie mal comprise.

Un peu plus tard, c'est toujours sous l'empire de sentiments exagérés qu'on invite à transgresser les lois immuables de l'hygiène en poussant les adolescents à consommer plus que ne le comportent les exigences physiogéniques du moment.

Chez l'adulte comme chez les vieillards enfin, c'est encore et toujours au mépris de ces mêmes lois hygiéniques fondamentales, souvent aussi de la morale, que l'on s'entraîne à subir toutes les excentricités de ses appétits sensuels , et cela, pour augmenter, à un moment donné, la somme de ses jouissances, en satisfaisant à des besoins factices, d'autant moins légitimes qu'ils ont été plus intempestivement sollicités.

A cet égard, les plus modestes praticiens sont tout aussi favorablement placés que les autres, pour constater dans quelles conditions apparait et se succède, l'ensemble des manifestations maladives qui caractérisent à bien dire les phénomènes prémonitoires de cette maladie.

Il ne saurait non plus échapper que, dans l'immense majorité des circonstances, les sujets qui viennent les consulter n'ont presque jamais été condamnés à subir les chances d'une infection miasmatique, le contact, ni même le voisinage d'aucun malade, préalablement affecté de la même maladie.

A certaines époques, les médecins trouvent bon nombre de personnes qui viennent demander le moyen de se soustraire à ces malaises initiaux, qui sont tellement identiques et d'ailleurs si caractéristiques, qu'avec une certaine habitude, on est naturellement porté à les ranger dans la catégorie des embarras gastriques, des fièvres muqueuses, ou de la fièvre typhoïde au début.

Ces différentes manifestations consistent le plus ordinairement dans l'apparition plus ou moins soudaine de lassitudes générales, de douleurs vagues des membres et des articulations; de céphalagies frontales ou orbitaires plus ou moins accentuées; tous ces symptômes prennent assez rapidement la forme intermittente ou rémittente avec une tendance très-manifeste à se reproduire tous les jours entre 3 et 6 heures de l'après-midi.

A ces premiers phénomènes sensibles, il faut ajouter une diminution relative et progressive de l'appétit (dyspepsie, anorexie), la langue est blanchâtre, sèche, quelquefois jaune, les papilles en sont hérissées, recouvertes de fuliginosités ou d'un enduit muqueux, fort épais, résultant d'un état bilieux plus ou moins profond et souvent très-caractéristique de la forme et de la gravité de la maladie ; nouvelle preuve en faveur de cette probabilité, que ces symptômes dépendent de la quantité, autant que de l'altération de la bile, déjà en partie décomposée, constituant ce ferment septicémique qui caractérise la fièvre typhoïde proprement dite, ses variétés appelées typhus et peste.

A ce degré, la soif est généralement augmentée, ce qui contribue à provoquer un état nauséeux très-prononcé et fort pénible pour les malades.

Le pouls est alternativement très-élevé, dur, ou déprimé, coïncidant avec de légers frissons, suivis de chaleurs plus ou moins fugitives qui servent à caractériser l'état fébrile symptomatique essentiel.

La respiration, plus ou moins halitueuse, est souvent haute et difficile, l'haleine très-chaude et fétide.

A cette période, il est très-commun de constater un dérangement plus au moins profond des fonctions intestinales ; si parfois les selles deviennent rares et difficiles, souvent aussi elles prennent une fréquence insolite, leurs qualités physiques et physiologiques sont notablement modifiées ; tantôt muqueuses, d'un brun verdâtre, d'une odeur très-accentuée, d'autres fois liquides, séreuses, spumeuses comme l'eau de savon, et alors toujours très-douloureuses dans leur émission.

A cette période aussi, il y a prédominance marquée des gaz qui présentent une odeur caractéristique du degré d'altération des surfaces muqueuses gastro-intestinales. Ces différents symptômes peuvent servir au diagnostic de la forme et de l'intensité, ils ne peuvent manquer d'éclairer le pronostic et de concourir à formuler la méthode thérapeutique à suivre ; car tous les praticiens savent aussi que c'est l'époque où apparaissent ces exsudations sanguines, primitivement mélangées aux déjections, et qui bientôt deviendront plus abondantes, de façon à prendre l'aspect de véritables entérorrhagies, ou d'hémorrhagies intestinales, dont la gravité est de plus en plus compromettante pour la vie des malades.

Il suffira de rappeler ici dans quelles circonstances apparaissent et se succèdent ces symptômes pathognomoniques pour établir aussi vraisemblablement que possible la relation de cause à effet, ou tout au moins leurs légitimes et fréquentes coïncidences ?

L'âge est incontestablement une des causes prédisposantes à mettre en première ligne; c'est le plus ordinairement entre 15 et 30 ans que surgissent ces accidents constitutifs de la fièvre typhoïde; y aurait-il donc quelque témérité à faire remarquer que c'est aussi l'époque à laquelle les organisations commencent à subir d'une façon plus profonde, et surtout plus fréquente, les impressions physiques et morales de toutes natures.

On ne saurait non plus mettre en doute l'influence particulière qu'exerce à cette époque de la vie le changement de condition, de milieu; le passage d'une vie calme et champêtre au séjour d'une ville ou d'un grand centre de population, où toutes les conditions hygiéniques sont modifiées, transformées; les aliments et les boissons ne présentent plus les mêmes qualités, l'air est plus rare, plus dense, moins oxygéné; les fatigues corporelles deviennent plus fréquentes et contribuent notablement aux transformations fonctionnelles dont nous avons parlé. C'est aussi ce qui se résume dans cette formule générale de l'acclimatation et qui se complète par cette autre, qu'il faut payer son tribut à la maladie.

Combien de fois aussi il arrive que la maladie ou l'une quelconque de ses manifestations symptomatiques, que nous avons décrites, apparaissent chez ces sujets profondément éprouvés par de violentes impressions physiques ou morales, sous l'empire de préoccupations domestiques, commerciales, professionnelles très-légitimes, chez lesquels l'énergie physique et intellectuelle se modifie sensiblement, les forces diminuent, l'appétit se ralentit, pour disparaître plus ou moins complètement, ce qui ne les empêche pas de se refuser à croire à l'invasion d'un mal plus ou moins imminent.

Cherchant à lutter, à s'illusionner sur leur situation de santé; s'efforçant de satisfaire à des habitudes; à continuer un régime et à des occupations devenues impossibles.

C'est alors qu'ils s'adressent aux excitants artificiels, aux condiments particuliers, aux eaux minérales, stimulantes, apéritives, capables de réveiller, d'activer des fonctions sensiblement altérées et peut-être même profondément dénaturées; ne reculant même pas devant l'emploi de vins généreux, excitants, reconstituants, du café et des liqueurs alcooliques les plus fortes, pour favoriser des digestions impossibles, insuffisantes et parfois compromettantes, en raison de la dépression des appareils destinés à les opérer.

Il faut évidemment fermer les yeux à la lumière, pour ne point admettre que les produits d'une fonctionnalité organique aussi mouvementée ne puissent, ne doivent même, à un moment donné, retentir défavorablement sur tout ou partie de l'organisme qui les élabore, les accumule et qui doit ultérieurement les assimiler. Comment ne point reconnaître, dans ces éléments incomplets de vicieuse élaboration, les principes septicémiques virulents qui doivent infailliblement infecter l'économie tout entière.

Le sang auquel ils se réunissent d'une manière continue et régulière ne peut incontestablement conquérir par l'hématose les qualités physiogéniques essentielles, qui doivent en faire le *pabulum vitœ* des auteurs, la chair coulante de Bordeu.

Ces produits digestifs incomplets, de mauvaise qualité, n'apportent au sang que des éléments de mauvaise condition, les globules sanguins s'altèrent, ils se déforment, se décolorent, et sa masse finit par constituer rapidement un mélange hétérogène où ne manquent pas de prendre naissance les parasites de toutes espèces, vibrions, bactéries, bactéridies, leucocytes, microzymas, etc., que le microscope finit enfin par y découvrir.

Nous ferons encore remarquer, à cette occasion, que c'est par l'effet de l'indifférence des malades, l'oubli de certains médecins, auxquels ces périodes prodromiques sont plus ou moins spéculativement dissimulées, que les contagionnistes s'en prennent pour soutenir leurs théories.

Nous ne voudrions pas laisser supposer que nous négligions toutes les autres causes accidentelles de ces affections, et que nous ne tinssions aucun compte des circonstances occasionnelles, dues aux grandes fatigues, à l'usage de certains aliments de mauvaise qualité ou tout simplement mal préparés ; de ceux qui offrent une antipathie particulière, que rien ne saurait déceler à première vue ; comme les œufs avariés, le frai de certains poissons, du brochet ou de l'alose, du maquereau, les moules, les huîtres à de certaines époques, etc.

Tous les médecins savent parfaitement que ces mille particularités contribuent puissamment, chez les jeunes gens, à déranger, transformer, dénaturer les fonctions digestives ; que c'est très-communément, pour ne pas dire toujours, à la suite de quelques excès de table ou d'abus de liqueurs alcooliques ou des fonctions génésiques, que se manifestent les premiers symptômes de la fièvre typhoïde.

Nous appelions tout à l'heure l'attention des physiologistes sur les inconvénients que ce chyle mal élaboré pouvait faire subir au sang et à ses divers éléments constitutifs, au moment de son arrivée dans le poumon ; mais cela n'a rien qui doive surprendre les praticiens sérieux, qui n'ont point oublié que les produits de la chylification se centralisaient dans le cœur, par l'intermédiaire des veines sus-hépatiques, des veines mésaraïques et de tous les lymphatiques abdominaux, dont le canal thoracique est le collecteur principal et qui débouche dans les sous-clavières droite et gauche.

C'est même en nous appuyant sur ces circonstances physiologiques de premier ordre, qu'il nous deviendra facile de démontrer quelles peuvent être les conséquences d'un air respirable insufffsant, chargé d'émanations putrides sulfurées, ammoniacales, carboniques, pour prouver une fois de plus comment certaines professions insa-lubres peuvent devenir spontanément ou à longue portée la cause efficiente ou prochaine de la maladie typhoïde.

N'est-il pas d'ailleurs expérimentalement démontré que la pré-sence de certaines fleurs ou d'odeurs très-fortes, dans les salles à manger ou même dans la chambre à coucher, ont souvent déterminé des indigestions, des migraines, très-intenses, et que ces influences reproduites d'une manière plus ou moins répétée ont quelquefois contribué à favoriser l'apparition des symptômes initiaux de la ma-ladie. C'est bien évidemment dans ce sens que l'on doit envisager les causes palustres, miasmatiques des fosses d'aisances, des bouches d'égouts, les voiries, les collectionneurs de viandes de boucherie ava-riées, ainsi que tous les foyers de fermentation organique, comme des causes plus ou moins prédisposantes de ces maladies. En pré-sence de toutes ces démonstrations cliniques, qui pourra encore con-tester que sous l'empire de toutes ces conditions antihygiéniques l'organisme le mieux constitué, la santé la plus florissante, puisse toujours résister ; qu'elle n'arrive à succomber à l'action dépressive contaminante, septicémique, de ces éléments dépravés, véritables poisons ; ferment organique connu, déterminé, qui va ensuite porter ses ravages dans telle ou telle partie de l'économie vivante, en rai-son du courant particulier qui aura transporté ces produits infectieux, sur tel ou tel point, de façon à justifier ces formes spécifiques des auteurs, appelées formes abdominales, cérébrales ou pectorales, sui-vant l'accentuation des symptômes.

Il n'est pas jusqu'aux phénomènes secondaires ou consécutifs de ces affections, qui ne puissent trouver leur raison d'être dans la réa-lisation de ces éléments de l'infectiosité.

Les abcès, les furoncles, les infarctus pectoraux ou cérébraux, for-més par ces épanchements sanguins, qui déterminent ces pneumo-nies, ces apoplexies, qui, dans le tissu cellulaire, donnent lieu aux eschares, aux taches lenticulaires, aux pétéchies ; dans l'intestin, aux altérations des plaques de Peyer, des glandes de Brunner, des folli-cules agminés, etc.; toutes ces complications n'auront-elles pas une origine probable et nécessaire dans le transport par le sang des élé-ments dénaturés, qui sont, chemin faisant, déposés plus ou moins abondamment dans tel ou tel point de l'organisme ?

Il est actuellement un ordre de causes que nous devons men-tionner et qui siégent dans les centres nerveux, c'est pour cette rai-son que nous les appellerons psychologiques. Tout le monde sait quelles peuvent être les conséquences de l'impressionnabilité parti-culière à certaines personnes sur les fonctions organiques ; s'il nous fallait en citer quelques-unes, nous relaterions ici le fait d'un enfant à la mamelle, subitement pris de vomissements, d'un véritable empoisonnement, par cela même que sa mère, qui l'allaitait, venait d'assister à une dispute d'ouvriers, qui s'étaient battus devant elle, pendant qu'elle donnait à téter a son nourrisson.

Qui n'a vu l'estomac suspendre ses fonctions à l'appréhension d'une mauvaise nouvelle, à la crainte de perdre un procès, l'instant de subir un examen ou un interrogatoire de quelque gravité.

Si nous voulions retracer ici l'influence de centres nerveux sur les pneumogastriques ou le grand sympathique et toutes les fonctions organiques placées sous leur dépendance, nous n'aurions qu'à analyser les belles pages de l'immortel auteur du physique et du moral ; celles qui resteront comme le plus admirable monument de la doctrine physiologique.

Comme il est facile de le constater jusqu'ici, nos malades n'ont eu à subir le contact d'aucun sujet primitivement affecté comme eux ; cependant le mal a débuté, marché en s'aggravant de jour en jour ; prenant le caractère spécifique, grâce à cette insistance de leur part à vouloir continuer leurs occupations, leur régime habituel, en dépit des répulsions instinctives qui les y invitent ; se faisant une sorte de plaisir de résister aux conseils médicaux qui les leur imposent ; plus soucieux de leurs intérêts commerciaux, professionnels, que de l'avenir de leur santé ; ils s'imaginent toujours pouvoir reconquérir, à leur volonté, par l'emploi de médications dont ils exigent souvent plus qu'elles ne sont en droit de donner. Et cela, vu le degré d'altération qu'ils ont fait subir à leurs organes; la fausse interprétation qu'ils se plaisent à faire de leur indisposition ; disposés qu'il sont à considérer les maladies comme de véritables entités, à formes spécifiques, capables d'être déplacées, éloignées ou surmontées, par l'application de médicaments plus ou moins spécifiques, des panacées médicatrices, complètement illusoires; puisque la maladie n'est, à vrai dire, que le renversement des fonctions naturelles en fonctions contre nature ou morbides.

En terminant, un mot sur la question de l'endémicité et de l'épidémicité ou de la contagiosité.

Si l'on partage actuellement notre manière de voir sur l'étiologie proprement dite de la fièvre typhoïde, qu'elle réside dans la transformation plus ou moins profonde des humeurs de l'économie par l'infection primitive du sang et de la bile sous l'influence des circonstances que nous avons étudiées, il y a toute tranquillité pour les assistants, les parents et amis ; puisqu'à bien prendre, l'élément virulent spécifique est autochtone, c'est-à-dire individuel, personnel ; ce qui n'empêche de reconnaître que ces produits pathologiques, une fois constitués, agglomérés, concentrés dans de certains milieux circonscrits, déterminés, ne puissent devenir de véritables foyers d'infection, de contamination, dans le sens où nous avons essayé de le prouver à l'occasion des professions insalubres.

Et pour ce qui a trait à l'épidémicité, ne se peut-il donc que des centres populeux, certains quartiers de ville, des hameaux, des casernes, des colléges, etc., où les conditions hygiéniques sont nécessairement identiques, où les boissons, les aliments, les exercices sont les mêmes pour tous; comment se refuser à admettre qu'ils doivent, qu'ils puissent échapper aux causes maladives, qui alors nécessairement se généralisent d'autant plus activement, que les conditions hygiéniques indispensables auront été plus directement méconnues ou négligées?

Ici encore, nous ne voyons pas qu'il soit plus indispensable de recourir aux microzymas, aux parasites de toutes espèces ; invisibles, insaisissables ; véritables fantômes qui n'ont d'autres motifs que de justifier ces théories fantaisistes, de légitimer ces médications empiriques, plus trompeuses les unes que les autres ; plus capables de compromettre la science que de servir les intérêts des malades et de l'humanité.

Au milieu de toutes ces variétés étiologiques que nous avons successivement étudiées et qui doivent être sérieusement analysées, pour expliquer l'apparition et la succession des différentes formes de la fièvre typhoïde, il en est une dernière qui, à elle seule, peut donner la clef du problème que nous pose la statistique, relativement à la fréquence plus marquée de cette maladie en faveur du sexe masculin ?

Nous voulons parler de l'habitude, si démesurément intempestive, de l'usage du tabac à fumer, qui s'impose actuellement d'une aussi déplorable façon dans toutes les classes de la société, et plus particulièrement encore chez les jeunes sujets, à peine affranchis des faiblesses et des imperfections de la première enfance !

Il est de toute évidence qu'en rapprochant l'influence de ces vapeurs narcotico-âcres, absorbées à la fois par les voies respiratoires, et transportées d'autre part dans les voies digestives à l'aide de la salive, on se place dans les conditions d'insalubrité que nous avons signalées à l'égard de la respiration et de la digestion, par la viciation de l'air et la mauvaise préparation des aliments. On ne saurait incontestablement nier les effets délétères de cet agent antihygiénique et la part d'activité pathogénique qu'il doit exercer sur le développement de ces maladies, chez les individus de 15 à 35 ans particulièrement.

Pour justifier cette légitime interprétation, il nous suffira de faire appel aux souvenirs bien sincères de la grande majorité des fumeurs les plus consommés? Tous, ou presque tous, nous avoueront les inconvénients qu'ils en ont primitivement éprouvé, tous, nous accuse-

ront la succession de ces céphalalgies plus ou moins intenses et réitérées qu'ils ont subies, à chaque nouvelle tentative; les indigestions
plus ou moins complètes, avec brisement général de l'économie, accompagnées d'un état vertiginieux profondément désagréable et souvent très-persistant.

C'est qu'en effet il ne saurait être contesté que l'action irritante
de ces vapeurs sur la pituitaire commence à produire sur le cer-
veau une véritable stupéfaction, un coma plus ou moins accentué,
auquel succède une congestion, suite de l'effet anesthésiant du tabac
sur l'encéphale.

Sur l'appareil salivaire, l'action surstimulante n'est pas moins
évidente, c'est là qu'on peut juger plus directement de la marche des
symptômes et comprendre plus facilement la relation de cause à
effet.

Toutes les personnes qui ont aspiré quelques bouffées de vapeur
d'un cigare en combustion n'ont pas manqué de ressentir ce flux de
salive inondant immédiatement la bouche; toutes sont instincti-
vement poussées à la rejeter aussi rapidement qu'elle se produit, tant
elle est d'un goût styptique désagréable. Malgré cette précaution
plus instinctive que raisonnée, il ne s'ensuit pas moins que des
quantités relatives de cette liqueur, contaminée par l'huile empyreu-
matique nicotiquée, sont alternativement dégluties, portant avec elles
sur la muqueuse œsophagienne, voire même jusque dans l'estomac,
les mêmes impressions que nous avons signalées sur la muqueuse
buccale.

Dans ces nouvelles conditions, le produit excrémento-recrémenti-
tiel, tout dénaturé, dépravé qu'il est, ne peut plus échapper aux exigences de l'absorption par les chylifères, les lymphatiques entéro-
mésentériques; il est infailliblement répandu dans l'économie tout
entière, épuisant chemin faisant, sur chaque appareil les effets délétères de sa composition toxique.

Quels sont les médecins physiologistes qui se refuseront à croire
que des aliments imprégnés d'une telle salive puissent concourir à
une digestion normale de bon aloi, et que le chyle qui en résultera
puisse de son côté contribuer à reconstituer les éléments histologiques qui doivent entretenir l'harmonie fonctionnelle, la santé?

Nous devons nous empresser de prévenir une objection que l'on ne
manque jamais de nous opposer, c'est que les fumeurs de profession,
enracinés, ne crachent plus; la raison en est facile à comprendre, les
glandes salivaires sont annihilées, paralysées, ce qui exprime pour
quoi ces personnes sont obligées de recourir à des boissons supplémentaires, stimulantes, alcooliques, puis l'absinthe, progressivement
plus aiguisées, destinées à suppléer la salive.

Mais il ne faut pas s'y tromper, le vin, le cidre, la bière, l'eau même, par lesquelles on remplace ce produit de sécrétion physiologique, ne réussissent jamais aussi convenablement à favoriser les transformations naturelles des aliments, à opérer cette diastase des éléments constitutifs de bonnes digestions. C'est évidemment aussi la cause pour laquelle les organes se fatiguent, le sang s'appauvrit, les différentes sécrétions se pervertissent, diminuent, et l'organisme tout entier subit cette dépression des forces qui ouvre la scène des manifestations typhoïdes, avec toutes les variétés que nous avons indiquées et qui se caractérisent d'autant mieux que l'on prend moins le soin d'y remédier activement. Au début, les malades cherchent à surmonter le malaise qu'ils ressentent et continuent à forcer des fonctions devenues impossibles.

Voilà bien, évidemment, la raison de l'aggravation journalière des symptômes et la nocuité plus absolue de la maladie, motivée par l'usage de cette habitude antiphysiologique, aujourd'hui devenue, pour la grande majorité des hommes, une nécessité impérieuse, tyrannique !

CHAPITRE II

DE LA MÉDICATION DE LA FIÈVRE TYPHOÏDE

Après le tableau que nous avons tracé des causes, de la marche et des nombreuses complications qui peuvent se présenter pendant le cours de la fièvre typhoïde, on ne s'étonnera plus de la variété des méthodes thérapeutiques qui peuvent successivement ou simultanément être proposées.

On comprend effectivement que, suivant les idées que chaque praticien peut se faire sur le siége et la nature de ces accidents, il s'attachera à donner la préférence à une méthode plutôt qu'à une autre ; bien qu'en réalité, la grande majorité des auteurs s'accordent à regarder cette affection comme une intoxication plus ou moins générale et plus ou moins profonde de l'organisme tout entier ; qu'ils reconnaissent même qu'elle a son point de départ dans la transformation histologique de toutes les humeurs et tout particulièrement du sang.

C'est même, disons-le en passant, sous l'empire de cette sincère conviction que s'est imposée la méthode des saignées coup sur coup, à laquelle l'un des plus éminents chefs de notre école s'était cru autorisé à pouvoir appliquer la qualification de jugulante,

Mais à côté de cela, ce que l'on aura toujours beaucoup de peine à s'expliquer, c'est que ces prétendus réformateurs, ces médecins physiologistes, qui se glorifiaient de l'être, aient omis de tenir compte de ces notions élémentaires, que rien ne pouvait pénétrer dans l'économie avant d'être passé dans le sang : *Nihil est in organo quod non prius fuerit in sanguine.*

Broussais lui-même avait substitué à cet aphorisme cet autre, que toutes les maladies venaient de l'estomac : *Ventriculum tanquam omnium lerna malorum ?* ce qui pour lui, comme pour beaucoup de ses devanciers, tendait à démontrer que le siége primitif de toutes les maladies pouvait être rapporté aux altérations des fonctions digestives ; avec cette différence toutefois, que Broussais leur assignait invariablement un caractère inflammatoire, alors même que la clinique pouvait très-souvent prouver le contraire ; c'est-à-dire que l'estomac était très-souvent privé de son activité fonctionnelle, ce qui favorisait la fermentation des éléments de l'alimentation, comme cela s'observe tous les jours à la suite de mauvaises digestions, surtout le lendemain d'un excès de table, de façon à leur donner cette virulence, cette septicité, qui caractérise la maladie dont nous voulons parler.

C'est bien évidemment à eux physiologistes qu'il appartenait de faire ressortir les procédés que la nature employait pour contaminer ainsi le sang ; spécifier les altérations primitives du chyle, modifié, transformé, dénaturé, soit par les mauvaises qualités des matériaux de l'alimentation, le défaut d'élaboration de ses principes immédiats; par suite de l'insuffisance ou des vicieuses conditions de l'air respirable ; soit, enfin, par le fait des perturbations cérébrales ou rachidiennes qui suspendent ou retardent l'harmonie des différentes opérations physiogéniques. En tout cas, ce qui n'aurait jamais dû leur échapper, c'est qu'il était au moins téméraire de supposer que l'on put impunément soutirer de l'économie ainsi modifiée, altérée, des quantités successives de cette chaire coulante, que les appareils de la digestion et de l'hématose, se trouvaient momentanément impuissants à reproduire. Comment n'ont-ils point compris que la machine ne pouvait continuer à fonctionner, si on lui retirait d'aussi grandes quantités de sang, alors qu'il était si profondément altéré.

L'expérience est d'ailleurs promptement venue détruire leurs illusions et infirmer les brillantes théories qu'ils avaient rêvées ; car il arriva ce qui devait nécessairement arriver, que les malades tombaient dans un affaissement plus ou moins considérable, dans un collapsus profond, dont ils se relevaient très-difficilement quand ils pouvaient en triompher ; ce n'était, le plus ordinairement, que pour végéter, et trop souvent aussi pour succomber aux suites d'anémies plus ou moins profondes, d'hydrohémies, d'hydropysies ou d'accidents cardiaques qui généralement duraient fort peu de temps ; c'est aussi grâce aux déceptions de ces observateurs, que sont apparues les médications antagonistes, par les toniques, les ana-

leptiques, les excitants alcooliques, suivant les idées de Brand;
celles qui ont encore été plus tard remises en honneur, par les
applications du froid intus et extra, localisé ou généralisé. (Bains
et cataplasmes froids, etc.)

Dans chacune de ces pratiques, on voit constamment le médecin
dominé par le besoin de régénérer le sang, de modérer son activité physiologique ou pathologique, de le transformer, d'en augmenter les proportions, tout en modifiant ses qualités.

Et dire que la grande majorité se laisse toujours entraîner à né-
gliger un point important de physiologie élémentaire, en ne tenant
pas compte de l'activité fonctionnelle relative des organes et appareils destinés à constituer le nouveau sang.

Comment, en effet, oublier que l'estomac, le poumon et le cœur
placés dans les conditions que leur imprime la maladie, ne peuvent
évidemment concourir qu'à un travail relatif, et que les nouveaux
éléments que ce fonctionnement incomplet, insuffisant, peut produire, ne manqueront jamais de subir immédiatement les conséquences de leur immixtion aux éléments contaminés, infectés, qui
les ont précédés.

Ne tombe-t-il pas sous le sens que, pour qu'il en fût autrement, il
conviendrait, au préalable, de restituer à ces appareils, à ces différents organes, l'activité fonctionnelle qui les caractérise dans l'état
de santé.

C'est, en définitive, pour atteindre à ce but, que nous nous sommes appliqué à étudier chacune de ces médications, à les analyser
et à les interpréter, pour pouvoir en déduire avec connaissance de
cause la meilleure règle de conduite à suivre dans la plus grande
majorité des cas.

Désireux d'échapper aux reproches que nous adressons à nos devanciers, nous nous appuyons constamment sur les données physiologiques les plus indispensables, celles qui nous ont été léguées par
nos maîtres, celles qui, dans ce travail, ont présidé à toutes les induc-
tions et déductions expérimentales imposées par une sérieuse ap-
préciation des faits cliniques.

Nous n'avons certes aucune prétention à nous ériger en novateur
ni en réformateur; mais, en cela d'accord avec la grande majorité
des auteurs anciens et modernes, nous sommes arrivé, par voie
d'éclectisme, à nous ranger du côté des praticiens qui ont accordé la
préférence aux médications purgatives, dérivatrices, éliminatrices,
nous ralliant en définitive à la méthode de Laroque, qui nous a
toujours paru la plus rationnelle et la plus conforme aux besoins de
la cause.

C'est aussi pour légitimer ses avantages que nous voulons spécifier plus catégoriquement sa formule, ainsi que toutes les variétés
qu'elle peut comporter, suivant les conditions pathogéniques indivi-

duelles, l'idiosyncrasie des sujets, enfin, suivant les saisons pendant lesquelles on subit les atteintes de ces maladies devenues endémiques et souvent épidémiques.

Car, à notre avis aussi, c'est de la manière toute spéciale dont on sait en faire usage, de l'intelligence avec laquelle elle est dirigée, que l'on peut espérer atteindre le but qu'on se propose.

Si, comme nous nous sommes attaché à le faire comprendre, l'empoisonnement organique est lentement et progressivement constitué par des assimilations successives, entretenues et aggravées à l'aide d'une vicieuse élaboration alimentaire, il est facile d'admettre que ces produits hétérogènes ont envahi peu à peu ces appareils, et qu'ils s'y sont de jour en jour plus profondément incrustés.

Aussi, pour tirer de la médication purgative les avantages qu'elle peut donner, faut-il au moins lui faciliter les moyens d'agir lentement, paisiblement, sur les éléments morbifiques qu'il s'agit de désagréger et d'expulser ? C'est ici qu'il faut, de toute nécessité, suivre pour la thérapeutique les lois que nous impose la physiologie pour la réfection des différents tissus histologiques.

C'est donc bien évidemment en procédant avec les agents pharmaceutiques dans les cas de maladie, tout comme on procède avec les aliments dans l'état de santé, qu'il est permis d'espérer travailler au départ des premiers, comme on favorise au contraire l'agrégation des seconds dans les conditions ordinaires de la vie normale.

Tout le succès de cette médication consiste à opérer doucement et avec persévérance, ce qui, nous l'avons déjà annoncé, est si mal accepté par la pluralité des malades, qui, désireux d'être promptement débarrassés, imposent au médecin une volonté formelle, qui ne répond guère aux exigences de la situation ; les médecins, de leur côté, trop souvent complices d'une faiblesse ou d'une complaisance qui s'allie peu aux opérations organiques du moment, et souvent poussés par le désir de précipiter la guérison, compromettent le succès de la médication, en oubliant trop communément que la maladie n'est point une entité ajoutée à une autre, mais tout simplement un dérangement, une transformation de la fonction, qui se substitue à la fonction physiologique. Aussi, l'empressement qu'ils mettent à satisfaire le patient ne conduit le plus ordinairement qu'à dissimuler le mal, et très-souvent à compromettre pour longtemps les organes et appareils qui ont subi ces médications trop énergiques, et par conséquent intempestives ; car il faut aussi que l'on sache que les insuccès que nous signalons proviennent, très-fréquemment, de la dose à laquelle se confectionnent ces médicaments, destinés à précipiter la marche de la maladie.

Pour préciser toute notre pensée à cet égard, nous ferons remarquer qu'un très-grand nombre de médecins s'imaginent suivre la méthode de Laroque, dans les mêmes conditions que nous nous assujétissons à l'observer religieusement nous-même, avec tous les avantages que nous lui reconnaissons, et, pour cela, ils administrent à leurs malades, le matin à jeun, une bouteille de limonade purgative à 50 ou 60 grammes; soit une bouteille d'eau de Sedlitz, de Pullna, de Birmenstorff ou autre, en trois ou quatre verres, à un quart d'heure ou vingt minutes d'intervalle.

Mais comment ne pas reconnaître immédiatement tous les inconvénients d'une aussi grande quantité de liquide, ingérée en un si court espace de temps. A la distension intempestive, exagérée qu'elle produit sur l'estomac, le refroidissement qu'il subit, l'effet anesthésiant qui en résulte, il faut encore ajouter les conséquences forcées qu'entraînent la concentration du sel (citrate ou sulfate de magnésie), dissous dans une insuffisante quantité de véhicule, ce qui donne à ces médicaments des propriétés styptiques, astringentes et souvent même caustiques.

C'est à l'ensemble de ces conditions qu'on doit de voir souvent ces médications manquer leurs effets ; ces purgatifs sont aussi fréquemment rejetés par les vomissements, quelquefois évacués par les sueurs et les urines, et l'appareil digestif réduit, pour un temps plus ou moins long, à ne pouvoir recouvrer l'usage de ses fonctions naturelles. Les exemples ne manquent pas non plus de malades qui ont succombé rapidement aux suites de ces médications trop énergiques, véritables empoisonnements que favorisent trop communément les pharmaciens qui consentent à préparer de ces demi-bouteilles de limonade à 50 et 60 grammes, pour satisfaire à ces fausses interprétations des malades, qui s'imaginent pouvoir ainsi se purger en une ou deux heures sans suspendre leurs opérations commerciales et sans observer les lois physiologiques que nous invoquions tout à l'heure.

La médication purgative, inaugurée par Laroque et appliquée, comme nous le comprenons, pour les besoins de la fièvre typhoïde particulièrement, consiste dans l'administration de petites doses du médicament, réitérées aussi souvent que le comporte l'intensité des symptômes qui nous sont exprimés par l'état saburral de la langue, le degré de la fièvre, la force ou la faiblesse du patient?

Nous ferons aussi remarquer qu'il faut souvent faire des emprunts à la matière médicale, pour approprier les agents purgatifs à la constitution, aux susceptibilités des malades ; mais dans toutes ces circonstances nous prenons toujours soin d'associer les médicaments, de façon à pouvoir les faire prendre à doses modérées et à des intervalles déterminés.

Pour ceux qui sont pulvérulents, tels que calomel, rhubarbe, scammonée, jalap, etc., nous les dissimulons dans les cachets Limousins. Pour les sels purgatifs, leur dose est généralement de 30, 40 et 50 grammes au plus, dans 750 à 800 grammes d'eau, et c'est dans ces conditions qu'ils sont administrés d'heure en heure, de 6 heures du matin à 6 heures du soir, par demi-verres seulement; nous prenons même souvent la précaution, surtout pendant les saisons froides, d'y faire incorporer un peu d'eau chaude, de façon à dissimuler la stypticité du sel et à prévenir les inconvénients du froid.

Ajoutons encore que, dans certaines circonstances justifiées par l'intensité des saburres linguales, la prédominance des symptômes bilieux, nous faisons souvent additionner la limonade purgative, l'eau de Sedlitz, de 5 à 10 centigrammes de tartre stibié, ce qui ne change en rien les époques de leur administration.

Fidèles aux préceptes de saine physiologie que nous avons exposés plus haut, nous accordons à nos malades, intercallairement, du bouillon d'herbes, de veau ou de poulet, des tisanes émollientes, rafraîchissantes, aussi variées que le comporte la susceptibilité des sujets et les époques de l'année et de la saison.

D'autre part, pénétrés du sentiment que ces médicaments ne manquent pas de porter sur les surfaces malades des excitations, souvent même des irritations inséparables de leur présence et surtout de leur utilité, nous recommandons toujours d'en atténuer les effets par l'application de cataplasmes de farine de lin, chauds ou froids. Suivant certaines indications particulières aux phases de la maladie, nous y faisons souvent intervenir l'action sédative ou calmante du laudanum, associé à l'huile de camomille camphrée et à quelques grammes d'éther ou de chloroforme, souvent aussi de teinture éthérée de digitale.

Les lavements laxatifs, antispasmodiques, toniques, astringents, trouvent aussi souvent leur place au milieu de cette méthode purgative raisonnée.

Nous ne saurions terminer ces études pathologiques sans essayer de justifier physiologiquement tous les avantages d'une pareille médication.

Les praticiens qui procèdent, comme nous l'avons indiqué, par des doses considérables et à des intervalles aussi rapprochés, peuvent-ils raisonnablement supposer qu'ils agissent efficacement sur les éléments morbifiques, sur ces produits de l'intoxication septicémique, profondément incrustés dans la trame de nos tissus? S'ils réussissent à balayer le tube digestif des produits stercoraux qui, momentanément, peuvent y séjourner, à coup sûr ils n'atteindront pas ces humeurs infectieuses et n'arriveront point à en débarrasser l'économie tout entière; la fatigue qu'ils auront fait subir aux organes de la digestion ne diminuera guère l'intensité des symptômes, qui ne tarderont point à reparaître et plus accentués peut-être à cause de l'épuisement dans lequel ils auront jeté les patients.

Par le procédé des doses modérées et réitérées, on peut parfaitement reconnaître que les médicaments impriment aux vaisseaux absorbants, aux lymphatiques, aux veines, une action stimulante antipéristaltique, une véritable sialorrhée, dont les résultats sont de faire exsuder des follicules agminées et autres les produits de ces assimilations compromettantes, des époques antérieures à la maladie proprement dite! Et d'ailleurs, qui oserait contester que par le mode d'emploi des purgatifs on n'arrive promptement à réduire les sujets, à diminuer la masse du sang en le privant même de ses éléments les plus indispensables? Que par leur usage inconsidéré on peut même amener les individus à l'appauvrissement le plus compromettant, tout comme par l'abus des saignées à outrance ? Mais aussi, par la méthode des médicaments modérés, ou arrive le plus souvent à modifier profondément la marche de la maladie, qui alors reste dans les limites d'une fièvre muqueuse, ou tout au plus d'une typhoïde légère et toujours facilement guérissable.

Il n'en reste pas moins évident que les auteurs qui proposent la médication expectante, avec une alimentation proportionnelle et quelquefois même exagérée, ont tous en perspective de travailler à la reconstitution des humeurs de l'économie et tout particulièrement du sang. Mais comment peuvent-ils supposer que des organes, des appareils aussi profondément altérés, incapables d'une fonctionnalité même relative, puissent incontinent concourir à des opérations digestives, de nature à favoriser la rénovation d'un sang plus pur, plus physiologique? L'expérience démontre, d'ailleurs, que, dans la grande majorité des cas, les malades soumis à ces médications fantaisistes ont présenté de nombreux insuccès, et que le petit nombre de ceux qui ont guéri n'en sont sortis que par des convalescences laborieuses, très-longues et fréquemment accompagnées de furoncles, de clous ou d'abcès souvent très-considérables.

C'est toujours sous l'empire de vues aussi systématiques que se sont instituées les médications toniques, alcooliques, dont les principaux inconvénients sont de transformer les symptômes en les aggravant, de favoriser les complications cérébrales et cardiaques comme les précédentes de laisser après elles, quand on réchappe, des altérations organiques nerveuses incurables.

Enfin, certains observateurs, frappés de l'augmentation générale ou partielle de la température des typhiques, se sont cru autorisés à ériger en méthode thérapeutique l'application de froid intus et extra, comme si le symptôme chaleur était la cause des altérations ou de l'exagération fonctionnelle; tandis qu'au contraire il est manifestement démontré que cette augmentation de la température ne représente que les efforts que l'organisme développe pour chasser les éléments infectieux, septicémiques, qui la travaillent.

Dans ces circonstances encore, l'application du froid sur toute la surface du corps par les bains à 10°, 15° ou 20° degrés, en produisant un abaissement momentané de la température générale du corps, ne peut en aucune façon combattre les effets de la fermentation putride, remédier aux décompositions organiques qui s'accomplissent profondément ; et ces oscillations de température favorisent des réactions souvent dangereuses, compromettantes, par les métastases qu'elles peuvent déterminer sur des organes importants, sans qu'on puisse toujours les y suivre facilement.

Nous devons d'ailleurs faire remarquer qu'il y a déjà bien longtemps que cette médication a été abandonnée par ceux de nos devanciers qui s'étaient montrés les plus chauds partisans de l'eau froide dans toutes les maladies, dans la fièvre typhoïde comme dans une foule d'autres affections. Avec la méthode fondamentale par les purgatifs, à dose modérée et persévérante, nous comprenons les emprunts faits dans toutes les parties de la thérapeutique et de la matière médicale, pour parer aux différents symptômes comme aux complications qui peuvent se présenter dans toutes les conditions particulières où nous sommes appelés à les observer.

Paris. — Typ. A. PARENT, rue Monsieur-le-Prince, 29-31.